CONTRIBUTION A L'ÉTUDE

DES

MANIFESTATIONS DÉLIRANTES

QUI MARQUENT

LE DÉCLIN DES MALADIES INFECTIEUSES

PAR

Le Dr Henri FEUILLADE

Ancien Externe des Hôpitaux de Lyon,
Ex-Interne à l'Asile de Bron.

LYON

A. REY, IMPRIMEUR-EDITEUR DE L'UNIVERSITE

4, RUE GENTIL, 4

—

1899

CONTRIBUTION A L'ÉTUDE

DES

MANIFESTATIONS DÉLIRANTES

QUI MARQUENT

LE DÉCLIN DES MALADIES INFECTIEUSES

CONTRIBUTION A L'ÉTUDE

DES

MANIFESTATIONS DÉLIRANTES

QUI MARQUENT

LE DÉCLIN DES MALADIES INFECTIEUSES

PAR

Le Dʳ Henri FEUILLADE

Ancien Externe des Hôpitaux de Lyon,
Ex-Interne à l'Asile de Bron.

LYON

A. REY, IMPRIMEUR-ÉDITEUR DE L'UNIVERSITÉ

4, RUE GENTIL, 4

1899

AVANT-PROPOS

Foville, en 1824, commence ainsi sa thèse :

« La plupart des gens du monde et même quelques médecins pensent que la folie est incurable ou, du moins,
ils soutiennent que la guérison de cette maladie n'est jamais
assez solide pour inspirer une parfaite sécurité. Quelques
autres conviennent que la folie est susceptible de guérir,
mais ils attribuent toujours sa terminaison aux bienfaits
de la nature et jamais aux ressources de l'art. »

Imbu de ces idées quand nous avons commencé notre
internat à l'asile de Bron, nous les avons bientôt aban-
données en voyant les améliorations et les guérisons obtenues dans un délai assez rapide.

Notre esprit fut surtout frappé par les cures merveil-
leuses obtenues chez certains malades qui entraient à l'asile
avec de la température, un délire plus ou moins variable
et qui, leur état fébrile disparu, revenaient rapidement à
leur état normal.

C'est alors que M. le professeur Pierret en s'exprimant
à peu près en ces termes au lit du malade : « Surveillez

ce malade ; la température va descendre. Il guérira ; son délire marque la fin d'une maladie infectieuse », nous donna l'idée d'étudier de plus près ces délirants. Nous avons fouillé dans leurs antécédents, nous les avons examinés chaque jour, et nous avons vu le pronostic de notre maître se réaliser de point en point.

La plupart de ces malades n'avaient pas d'antécédents chargés ; les uns n'en avaient même pas du tout. Quelques jours avant leur entrée à l'asile, ils avaient éprouvé des symptômes vagues tels que courbature, fatigue dans les membres, céphalée assez intense, quelques frissons. Ils avaient en somme vécu dans un milieu où la grippe avait fait des siennes. et s'étaient mis à délirer après quelques jours de maladie.

Chez d'autres, on trouvait comme cause de délire une fièvre typhoïde bien évidende, une pneumonie ou une fièvre puerpérale bien avérées. Tous à leur entrée à l'asile avaient de la température.

Voici, du reste, en quelques mots, comment se terminait leur délire et quelle était la marche de leur température.

Arrivés à l'asile, ces malades étaient soigneusement examinés et mis à part. On leur prescrivait un traitement en rapport avec leur affection antérieure ; leur température se maintenait pendant trois ou quatre jours aux environs de 39 degrés, puis descendait peu à peu en cinq ou six jours, et, en même temps, on notait une amélioration et même une guérison rapide quand la température avait complètement disparu. Voici, du reste, le tracé de la température de l'un de nos malades, celui de l'observation II.

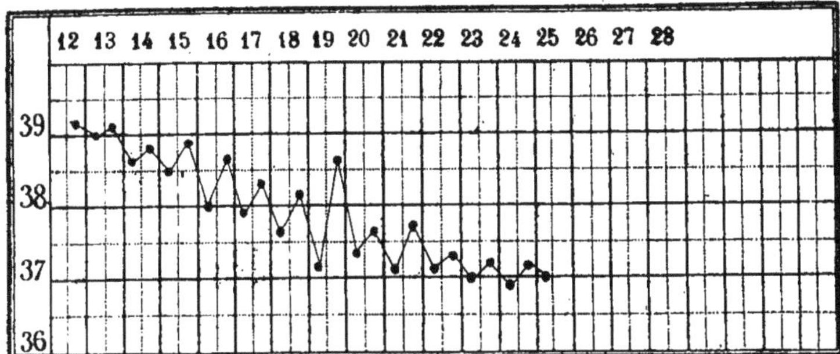

Le rapport qu'il y a entre la marche de la température et du délire sera la base de notre travail.

Nous chercherons à mettre en lumière ce point sur lequel les auteurs n'ont pas encore insisté et nous le ferons non par des commentaires, mais par des observations et des tracés de température.

Par la même occasion, nous répéterons que ces délires survenant à la fin d'une maladie infectieuse guérissent d'ordinaire et nous tirerons de ce fait quelques conséquences au point de vue de l'internement.

Les anciens auteurs connaissaient la curabilité de ces délires, mais ils considéraient néanmoins ces malades comme des aliénés.

Nous combattrons cette idée, nous montrerons les désavantages qu'offre l'internement de ces malades dans les asiles ; enfin, nous insisterons sur l'inconvénient de certaines médications employées dans le traitement de ces états provoqués par une maladie infectieuse.

Nous divisons ce travail en quatre chapitres :

Le premier est consacré à un historique assez rapide sur la pathogénie et le pronostic des délires survenant au déclin d'une maladie infectieuese, et sur la façon dont on s'est comporté envers eux jusqu'alors.

Dans le deuxième, nous publions huit observations que nous avons choisies parmi les plus complètes, soit à l'asile de Bron, soit dans les hôpitaux, et nous y joignons le tracé de la température.

Dans le troisième chapitre, nous donnons la marche et le pronostic de ces délires.

Nous consacrons le quatrième chapitre à la discussion de l'internement et au traitement que nous proposons.

CONTRIBUTION A L'ÉTUDE

DES

MANIFESTATIONS DÉLIRANTES

QUI MARQUENT

LE DÉCLIN DES MALADIES INFECTIEUSES

CHAPITRE PREMIER

HISTORIQUE

Jusqu'au commencement de notre siècle, tous les malades présentant des troubles mentaux étaient regardés comme des fous avérés.

Esquirol fait faire un grand pas à la psychiatrie en séparant la folie du délire des maladies aiguës. Après lui, ses élèves, et beaucoup de médecins ont étudié les relations qu'il y avait entre les maladies aiguës et les délires se développant pendant leur convalescence. Depuis longtemps déjà la curabilité de ces délires est connue. Nous n'insisterons pas sur tous les écrits inspirés par les délires post-infectieux, nous nous contenterons de signaler les travaux ayant un rapport plus intime avec notre mémoire. Rathery[1], dans sa thèse d'agrégation, résu-

[1] Rathery, *Accidents de la convalescence* (th. d'agrégation, 1875).

mant les données de son époque, fait une distinction intéressante entre les troubles cérébraux se déve-loppant pendant la convalescence des maladies infec-tieuses.

« On peut, dit-il, voir se développer dans le cours de la convalescence tous les troubles cérébraux, depuis le plus léger changement dans le caractère, appréciable seulement pour les personnes qui entourent le convales-cent, jusqu'aux formes les mieux accusées de la folie et de la démence. »

Plus loin, il montre le délire se développant tantôt tout à coup à la suite d'une simple émotion morale, tantôt après des prodromes, tels qu'insomnie, rêves fatigants, irrita-bilité et inquiétude.

Il remarque que la pneumonie est la maladie dont la convalescence est le plus souvent interrompue par des accidents cérébraux et que ces délires une fois guéris récidivent rarement.

Dans le chapitre étiologie. Rathery fait jouer un rôle peu important à l'hérédité dans l'éclosion de ces délires. Il est en cela du même avis que Christian qui, sur 114 cas de délires consécutifs aux maladies aiguës, n'a pu con-stater que dix fois l'influence de l'hérédité. Mais Rathery ne parle pas de la température de ces délirants lorsqu'ils commencent à présenter des troubles cérébraux. Cepen-dant bien avant lui, Marotte[1] avait cité une observation due à Chailly, dans laquelle une jeune femme, à la suite d'un accouchement, avait eu de la métro-péritonite ; elle était entrée en convalescence tout en ayant le pouls à 120.

[1] Marotte, *Du régime dans les maladies fébriles*, 1859.

Bientôt insomnie et délire, l'appétit est conservé. En quelques jours les accidents disparaissent.

La malade avait donc de la température lorsqu'elle s'est mise à délirer. Depuis, les auteurs n'ont guère signalé cette coïncidence. Du reste, ils partaient du principe que ces malades ne pouvaient pas avoir de la température puisqu'ils expliquaient leur délire par l'inanition. Rathery signale l'asthénie comme la cause du délire se développant pendant la convalescence des maladies infectieuses. Doublet, Pinel, Scipion en France ; Leidesdorf, Donald, Fraser, Ripping, Griesinger à l'étranger parlent des infections comme causes de ces délires.

Mais déjà depuis longtemps, M. le professeur Pierret, soit dans son cours à la Faculté, soit dans les thèses de ses élèves, combattant les idées de Magnan, qui fait jouer dans ces délires un rôle important à l'hérédité et aux causes morales, insiste sur les infections et les auto-intoxications comme causes de ces délires se développant à la suite d'une maladie infectieuse.

C'est, du reste, notre maître qui, en 1890, dans la thèse de Faure, parla le premier en France de l'origine infectieuse de la folie puerpérale. Dans cette thèse, Faure[1] publie 13 observations recueillies à l'asile de Bron où il relève 6 fois l'infection et cite un examen bactériologique complet fait par M. Courmont.

En 1894, dans la thèse de son élève Evrot, M. le professeur Pierret montre l'action de l'infection puerpérale

---

[1] Faure, *Contribution à l'étude de la folie chez les accouchées* (th. de Lyon, 1890).

[2] Evrot, *Délires liés à la puerpéralité* (th. de Lyon, 1894).

sür les centres nerveux par les toxines que sécrètent les microbes puerpéraux.

Il prouve que l'infection agit directement, non seulement sur les centres nerveux qu'elle trouble dans leur mécanisme, mais aussi sur les autres tissus, le foie, le rein, etc., dont la fonction est troublée. L'insuffisance de ces organes devient bientôt le processus le plus dangereux, et ces cas d'infection agissent moins par leur action directe sur l'encéphale que par auto-intoxications consécutives. C'est, en somme, la théorie générale de l'origine infectieuse des états délirants. Que le délire soit passager ou durable, la théorie reste la même ; il n'y a là qu'une réceptivité particulière, qu'une élimination plus ou moins facile, qu'un poison plus ou moins violent.

Voilà en peu de mots les idées de notre maître sur la pathogénie de ces états infectieux, idées en grande partie acceptées aujourd'hui, et guidant le pronostic et le traitement que nous conseillerons.

Le pronostic de ces états délirants post-infectieux a de tout temps fort occupé les cliniciens, mais on s'occupait peu du traitement à faire subir à ces malades et de savoir si on doit les interner. Dans ces dernières années encore on a proclamé que ces malades guérissaient presque toujours. Joffroy publie un cas de délire avec agitation maniaque post-influenzique guéri. Leledi[1] insiste sur la guérison des délires post-grippaux.

Toulouse[2] proclame hautement que le pronostic des délires post-infectieux est favorable.

[1] Leledi, *Grippes et aliénation mentale* (th. de Paris, 1891).
[2] Toulouse, Psychoses post-influenziques et post-fébriles *(Gaz. des hôp.*, n° 61, 1893).

Grasset[1] consacre un article au délire transitoire post-pneumonique.

Devic et Roux[2] publient une observation de délire post-typhique caractérisé surtout par la perte de la mémoire, et qui guérit très bien.

Séglas[3] donne l'observation d'une malade âgée de trente ans, qui, au début de la convalescence d'une rougeole bénigne est brusquement atteinte de troubles psychiques caractérisés surtout par la confusion mentale.

Sept jours après éclatent des phénomènes méningitiques et une fièvre intense, puis au bout de cinq jours la fièvre tombe.

Trois semaines plus tard, la malade guérit de la confusion mentale.

Un point que tous les auteurs semblent oublier, c'est la température de ces malades au moment où ils se mettent à délirer.

La curabilité de ces délires étant constatée, il n'y avait qu'un pas à franchir pour défendre l'internement de ces pauvres malades.

L'étranger a donné l'exemple, et depuis longtemps, dans ses rapports annuels, M. le professeur Pierret demande la création d'un asile-hôpital qui sera réservé à ces malades si intéressants.

Inspiré par notre maître, M. Taty[4] au congrès de

---

[1] Grasset, *Délire transitoire post-pneumonique.*

[2] Devic et Roux, Troubles intellectuels consécutifs à la fièvre typhoïde *(Prov. méd.,* p. 97-107, 1897).

[3] Séglas, *Presse médicale,* 1er mai 1897.

[4] Taty, *Division des Etablissements d'Assistance aux aliénés en hôpitaux de maladies mentales aiguës, et asiles de maladies mentales chroniques* (Congrès de Nancy, 1896).

Nancy, demande que toutes les maladies mentales aiguës soient soignées dans des hôpitaux spéciaux.

« C'est sans doute un sacrifice d'argent, s'écrie-t-il, mais, comme l'a démontré M. le professeur Pierret au Congrès de Lyon et à la Société d'Economie politique, ce sacrifice serait bien compensé, puisqu'on supprimerait une certaine partie de formes chroniques et les frais qu'elles entraînent. »

Plus loin, parlant du certificat d'entrée, il dit : « On pourrait éviter à nombre de délirants d'origine typhique, puerpérale, syphilitique ou toxique, la tare d'un certificat d'aliénation mentale. »

Et alors, il fait très bien ressortir l'iniquité qu'il y a à enfermer dans les asiles ces pauvres malades.

Marie [1] soutient l'idée de Taty :

« Je pense, dit-il, que les cas de délire aggravés par le voisinage de délirants autres est un fait bien avéré ; je n'en veux pour preuve que la forme psychopathique décrite par les auteurs anglais sous le nom d'*Asylum dementia*, comme démence provoquée par le séjour prolongé à l'asile, au contact constant et exclusif d'aliénés variés. »

Le signal est donné, nous allons essayer de prouver que la création de ces asiles-hôpitaux est nécessaire.

Pour nos délires consécutifs aux maladies infectieuses, nous irons même plus loin, et nous réclamerons la création d'un service spécial à l'Hôtel-Dieu.

---

[1] Marie (Congrès des médecins aliénistes et consologistes de Nancy, p. 172, 1896).

CHAPITRE II

OBSERVATIONS

Observation I (personnelle).

(Hôtel-Dieu, service de M. Teissier, remplacé par M. Lyonnet.)

*Pleuro-pneumonie. — Sept jours après, délire d'indignité;
hallucinations de la vue; exagération des réflexes. —
Température 39°3 quand éclate le délire, disparaît en
huit jours; délire guérit en même temps. — Sillons
unguéaux bilatéraux.*

X..., ménagère, trente-quatre ans, entre à l'hôtel-Dieu le 17 janvier 1899; en sort le 15 février.

Antécédents héréditaires. — Père mort du choléra. Mère âgée de cinquante-huit ans, se porte assez bien.

Deux frères en bonne santé; une sœur morte à dix-sept ans d'une pleurésie tuberculeuse.

Rien à signaler du côté des collatéraux.

Antécédents personnels. — La malade n'a pas eu d'affections graves pendant son enfance. Elle a été réglée régulièrement à l'âge de seize ans.

A dix-huit ans, elle serait restée un mois au lit pour une grippe.

Elle s'est mariée à vingt-quatre ans; elle a eu quatre enfants, dont trois sont morts : le premier, à dix-huit mois, d'une méningite ; le second, à trois mois, d'une cholérine, et le troisième de rachitisme, à trois ans.

Son quatrième enfant a six ans et jouit d'une excellente santé.

Les couches de la malade se sont toujours faites normalement ; elle n'a pas eu de fausses couches.

On ne note ni syphilis, ni alcoolisme, ni impaludisme chez notre malade.

Il y a huit ans, elle eut pendant l'hiver une affection pulmonaire qui la retint dix jours au lit.

La malade est très nerveuse ; à la suite de contrariétés, elle pleure facilement ; parfois elle sent une boule qui l'étouffe ; mais elle ne prend pas de crises.

11 janvier 1899. — La malade prend froid, a des frissons, un point de côté, de la température et est obligée de s'aliter. On fait venir le médecin, qui fait le diagnostic de pleuro-pneumonie droite et qui conseille de la faire entrer à l'Hôtel-Dieu.

La malade appréhendait beaucoup d'aller à l'hôpital, aussi son mari tâche de la garder chez lui ; mais la maladie s'aggravant, il la fait transporter à l'Hôtel-Dieu le 17 janvier, six jours après le début de son affection.

On trouve à l'examen une pleuro-pneumonie droite, la température étant de 39°3.

Le cœur est régulier ; le pouls est rapide : 110 pulsations à la minute.

On ne trouve rien du côté des organes abdominaux, sinon un peu de constipation.

Les urines sont claires et ne contiennent pas d'albumine.

Au système nerveux, on note un peu d'exagération des réflexes rotuliens et une légère hyperesthésie généralisée.

Les pupilles sont égales et réagissent bien à la lumière.

On ne note rien du côté des organes des sens.

18 janvier. — Le lendemain de son entrée, la malade commence à délirer. Elle a 39 degrés le matin.

Elle veut rentrer chez elle, a horreur de rester à l'Hôtel-Dieu.

Elle a des hallucinations de la vue, croit voir un cercueil et s'écrie qu'elle ne veut pas mourir à l'Hôtel-Dieu.

Elle ne reconnaît pas les personnes qui sont autour d'elle.

Le soir elle a 39°3.

Son mari reste avec elle jusqu'à minuit ; elle ne veut pas le laisser partir.

Les signes pulmonaires sont à peu près les mêmes.

19 janvier. — La température est moins élevée, 38°3 ce matin.

On note une amélioration au point de vue pulmonaire. Même état mental. La malade s'écrie : « Je vais mourir ; j'ai commis beaucoup de crimes, je suis autant coupable que Vacher. Il faut me déchiqueter. J'irai en enfer ; car je suis allée à la porte du paradis et le bon Dieu n'a pas voulu me recevoir ; je suis damnée »

La température est à 38°5 le soir.

20 janvier. — Même état mental.

La malade accueille son mari et ses parents par ces paroles : « Allez-vous en vite ; partez, c'est la dernière fois que je vous vois ; je vais mourir et je vous ferais peur. »

Elle a eu des hallucinations de la vue, a vu l'enfer. Elle ne reconnaît pas les personnes du service.

Pas d'hallucinations de l'âme.

Elle chante parfois et accuse les sœurs de l'obliger à chanter. Puis elle se reproche d'avoir chanté de mauvaises chansons, d'avoir fréquenté de mauvaises compagnes, d'avoir été au café et bu de l'absinthe, ce qui est reconnu absolument faux.

Elle aurait été jusqu'à dire à son mari que ses deux enfants morts n'étaient pas de lui.

La température oscille autour de 38 degrés.

23 janvier. — Les signes pulmonaires ont bien diminué ; la température est au-dessous de 38 degrés ; mais la malade est toujours persécutée et se plaint d'être indigne de vivre.

26 janvier. — Le délire a sensiblement diminué ; la malade commence à s'alimenter. Elle veut s'en aller de l'Hôtel-Dieu et a toujours peur de mourir.

On ne trouve aux poumons que quelques râles insignifiants et la malade n'a plus de température.

30 janvier. — La malade ne délire plus. Elle a une nouvelle poussée de température, sans cependant que son délire revienne.

31 janvier. — La température revient à la normale et la malade quoique faible, se sent bien mieux.

2 février. — La malade n'a plus de délire du tout ; elle demande à manger et a hâte de quitter l'Hôtel-Dieu. Elle est un peu constipée.

Les réflexes rotuliens sont toujours un peu exagérés, la sensibilité est normale.

On trouve à la naissance de l'ongle des deux pouces un sillon à peine perceptible.

8 février. — L'amélioration au point de vue physique n'a fait que s'accentuer.

Les signes pulmonaires ont complètement disparu.

L'état mental est excellent et les sillons unguéaux s'accentuent.

15 février. — Malade sort guérie.

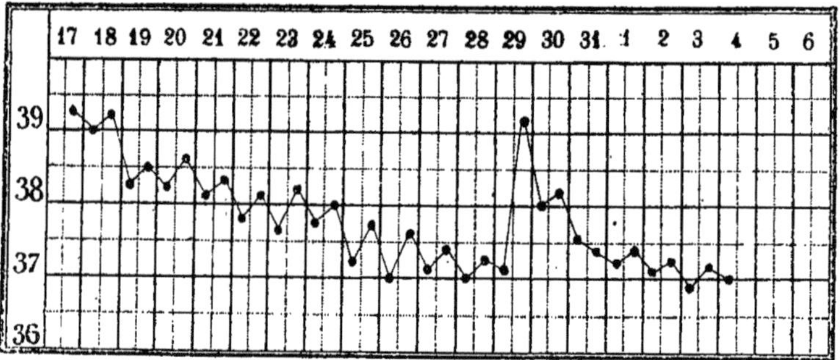

Dans cette observation, la température et le délire ont eu une marche sensiblement la même. La malade s'est mise à délirer avec une température de 39 degrés.

Puis la température est descendue petit à petit et, en huit jours, est revenue à la normale. En même temps le délire s'est amélioré et, quand la malade n'a plus eu de fièvre, il a complètement disparu.

Observation II (personnelle).

(Service de M. Brun).

*Grippe. — Constipation. — Température 39 degrés à l'entrée,
revient à la normale en huit jours.— Délire de persécution
qui disparaît avec la température. — Exagération du
réflexe rotulien à droite. — Sillons unguéaux bilatéraux.*

X..., vingt-neuf ans, expéditeur, entré le 12 février 1899, sort
le 1er mars 1899.

Antécédents héréditaires. — Enfant naturel, mère morte à
quarante-cinq ans des suites d'une opération sur l'abdomen.

Antécédents personnels. — Le malade a joui d'une bonne santé
pendant son enfance.

Il a fait cinq ans de service militaire soit en Algérie, soit au
Tonkin. Il aurait eu les fièvres intermittentes et aurait absorbé
beaucoup de sulfate de quinine.

Depuis le malade a joui d'une bonne santé; il s'est marié à l'âge
de vingt-cinq ans.

Sa femme se porte bien ; il a deux petits garçons jouissant
d'une bonne santé et intelligents. — Deux autres enfants sont
morts-nés.

On ne note ni syphilis, ni alcoolisme.

Le 20 janvier, le malade en rentrant de son travail, éprouve
un malaise général. Il avait de la céphalée, une fatigue générale
et quelques frissons.

Le lendemain même état ; le malade ne se lève pas ; il a une
constipation assez violente. Le médecin appelé parle d'une grippe
et le met en traitement.

Dix jours après, le malade eut un délire assez violent et le
médecin l'envoie à l'hôpital de Givors. Là, au dire du malade, on
lui aurait donné de la digitale qu'il considère comme un poison.
Il avait grand'soif dans la nuit, se serait levé et aurait couru dans
la salle et bu tout ce qu'il aurait trouvé.

Le lendemain, il était très excité et voulait partir à toute force de l'hôpital. Il aurait même frappé une sœur. C'est alors qu'on l'amène à l'asile après un séjour de deux jours à l'hôpital.

Il entre le 12 février 1899.

Examen du malade à son entrée.— Le malade a l'air faible ; il prétend avoir beaucoup maigri.

Tube digestif : Bouche amère, langue blanche. Malade, se fait beaucoup prier pour boire un peu de lait et de bouillon.

La région épigastrique est un peu douloureuse; l'estomac n'est pas dilaté.

Constipation opiniâtre depuis le début de sa maladie, qui ne cède qu'aux lavements répétés.

Foie déborde légèrement les fausses côtes. On note un peu de matité splénique. Pas de taches rosées. Un peu de douleur dans la fosse iliaque droite. Séro-diagnostic négatif,

Au cœur : le premier bruit est un peu raide à la pointe ; le pouls est à 110 : la températsure à 39 degrés.

Aux poumons, quelques râles de bronchites disséminés.

Système nerveux : Réflexe rotulien normal à gauche, un peu exagéré à droite. Pas de troubles papillaires. Langue un peu déviée à droite. Pas de tremblements. Pas de troubles de la sensibilité. Organes des sens normaux.

Urines : n'ont ni sucre, ni albumine.

État mental. — Le malade est un peu surexcité. Il raconte qu'on a essayé de l'empoisonner à l'hôpital de Givors et qu'on l'a même brutalisé. Les sœurs lui en voulaient.

Il a fait quelques excentricités à l'hôpital de Givors.

On ne note pas de troubles de la mémoire, pas d'hallucinations.

Traitement. — Malade étant très affaibli, on lui fait une injection de 500 grammes de sérum caféiné, contenant 50 centigrammes de caféine.

13 février. — Nouvelle injection de 500 grammes de sérum caféiné.

14 février. — Nouvelle injection de 300 grammes de sérum.

15 février. — L'état général est sensiblement amélioré. La température est toujours autour de 38°5, mais la langue est bonne

et l'appétit revient. On supprime les injections de sérum et on donne 3 grammes de benzonaphtol et 2 grammes de salicylate de magnésie.

Le malade est toujours un peu persécuté; il a peur d'être empoisonné.

18 février. — Amélioration sensible ; température au-dessous de 38; le délire a disparu.

20 février. — L'amélioration s'accentue de jour en jour; ses forces reviennent; il s'alimente bien.

1er mars. — Malade sort guéri.

On note à la naissance des deux ongles des pouces un petit sillon, qui est encore très peu développé.

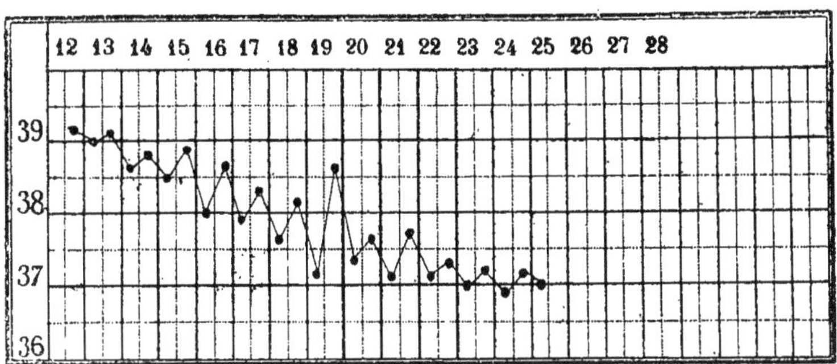

Ce malade s'est mis à délirer après une maladie fébrile de dix jours.

Il a eu les fièvres intermittentes en Algérie, mais la dernière maladie ne ressemble en rien à ses anciens accès.

Le malade a vécu dans un milieu où la grippe a fait ses ravages, et nous pensons, comme du reste le médecin qui l'a soigné l'a affirmé, qu'après une attaque de grippe il s'est mis à délirer.

Son délire a été peu accentué et a duré très peu de temps.

Dès que la température est revenue à la normale, le malade a été sensiblement mieux et, quelques jours après, il s'est complètement remis.

Les injections de sérum caféiné ont donné un bon résultat.

OBSERVATION III

(Asile de Bron. — Service de M. le professeur Pierret.)

Grippe. — Confusion mentale, hallucinations de l'ouïe, exagération des réflexes. — Température 39 degrés à son entrée; en sept jours, revient à la normale. Amélioration. — Rechute; température remonte à 38°7, revient à la normale en sept jours et en même temps délire disparaît — Sillons unguéaux. — Guérison.

X...., repasseuse, trente-neuf ans, entrée le 8 août 1895 ; sortie le 10 octobre.

Antécédents héréditaires. — Mère a quatre-vingt -deux ans, est paralysée. Père mort à quarante-cinq ans, après dix jours de maladie.

Onze frères ou sœurs, dont trois morts, l'un au Perron, à quarante-huit ans, épileptique, un autre à vingt-huit ans, de la petite vérole, un troisième à sept ans, d'affection indéterminée.

Les huit autres frères ou sœurs sont bien portants.

Antécédents personnels. — La malade a été réglée régulièrement à l'âge de dix ans ; depuis, la menstruation a été souvent irrégulière, la malade restant parfois trois mois sans avoir ses règles.

A dix-neuf ans, la malade fait un séjour de trois mois à l'Hôtel-Dieu pour un torticolis. On l'électrisait, elle prenait des crises et ne sentait pas la piqûre d'épingle.

A vingt-cinq ans, elle eut la fièvre typhoïde.

La malade n'a pas eu de fausses couches, pas d'enfants. On ne note pas de syphilis ni d'alcoolisme chez elle. C'est une malade très nerveuse, qui a pris beaucoup de pilules d'éther, des eaux minérales, de la poudre de charbon.

D'après les renseignements fournis par les personnes qui ont amené la malade et par la malade elle-même après la guérison, elle s'est mise à délirer après un séjour au lit de quelques jours. Elle aurait eu de la courbature, de la faiblesse dans les membres, des douleurs dans les articulations, de la rachialgie, de la céphalée et un abattement complet. En même temps, elle éprouvait une soif intense, sa bouche était amère, pâteuse, son appétit à peu près aboli. Son facies était rouge et son corps brûlant.

C'est alors qu'elle s'est mise à délirer et qu'on l'amène à l'asile le 8 août 1895.

A l'examen physique, on trouve :

Tube digestif. — La langue est blanche, sale, la bouche est pâteuse, la soif intense, l'appétit diminué.

L'estomac n'est pas douloureux; on ne note pas d'ectasie; la diarrhée est assez intense et on trouve la fosse iliaque droite douloureuse à la pression, pas de taches rosées.

Le foie est peu hypertrophié et douloureux à la pression, on ne note pas d'hypertrophie de la rate.

Aux poumons : Pas de matité aux deux sommets, la malade respire mal et ne se prête pas à l'examen.

Au cœur : Le premier bruit est sourd. Le pouls est rapide, mais régulier. Température, 39 degrés.

Dans les urines, on ne trouve ni sucre, ni albumine.

La malade est réglée régulièrement.

Les troubles nerveux sont peu accentués.

La malade marche bien ; sa force musculaire est conservée. Les réflexes sont un peu exagérés et les pupilles dilatées.

On ne trouve pas de troubles de la sensibilité. L'olfaction et le goût sont un peu pervertis.

Au point de vue mental. — La malade répond très mal aux questions qu'on lui pose. Elle dit avoir dix ans et ne se souvient pas de l'année de sa naissance.

De temps en temps, elle regarde fixement, les pupilles dilatées, puis subitement s'excite et profère des paroles incohérentes. Elle a des hallucinations de l'ouïe, entend des voix, leur répond et croit percevoir le bruit des pas de son mari.

Traitement. — Antipyrine et naphtol-β, diète lactée et bouillons.

10 août. — Même état. La malade a toujours ses règles. La température oscille entre 38°7 et 38°2. La diarrhée a diminué.

13 août. — Même état délirant. La malade a une selle tous les deux jours par lavements glycérinés. La température s'est abaissée à 37°2 ce matin.

15 août. — On note un peu d'amélioration au point de vue mental : la température est entre 37 et 38 degrés.

16 août. — Le matin, la malade est bien plus agitée qu'hier, la température est de 38°4.

Le soir, la température est de 38°7.

21 août. — La malade a repris de la diarrhée ; on lui supprime l'antipyrine.

22 août. — La température, qui s'est maintenue trois ou quatre jours au-dessus de 38 degrés, ne dépasse pas aujourd'hui 37°5. L'état général de la malade est sensiblement meilleur ; les réponses sont sensées, les idées délirantes ont à peu près complètement disparu, la malade a repris de l'appétit et va à la selle une fois par jour sans lavement.

Elle ne se souvient plus de l'état d'excitation qu'elle présentait à son entrée, ni des actes bizarres qu'elle a commis.

On note l'apparition de sillons bilatéraux sur les ongles des pouces.

25 août. — Depuis le 22, la température de la malade oscille autour de 37 degrés; l'amélioration au point de vue mental est notable, la malade ne délirant plus et n'ayant plus d'hallucinations.

La malade a une selle par jour sans lavement.

28 août. — On supprime le naphtol-β.

12 septembre. — L'amélioration n'a fait que s'accentuer, la malade a repris ses forces et rend des services à l'asile.

Elle demande à sortir.

30 septembre. — L'état physique est excellent. On ne note rien au cœur.

Rien aux poumons. Les fonctions digestives sont normales, l'appétit bon, les selles régulières. On ne note pas de troubles pupillaires. Les réflexes rotuliens sont nettement exagérés des deux côtés, la sensibilité est normale.

Les sillons unguéaux sont actuellement très nets et font une dépression très sensible au toucher et à la vue.

Ils occupent le tiers postérieur de l'ongle à peu près.

La malade raconte qu'elle était sujette à la diarrhée avant sa maladie.

10 octobre 1895. — La malade sort guérie.

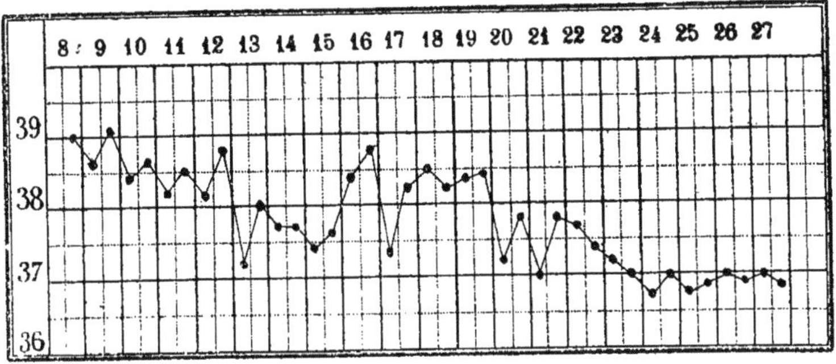

Il est assez facile d'interpréter ce qui s'est passé chez cette malade: c'est une personne qui, bien que ne présentant pas de stigmates nets d'hystérie, peut être considérée comme une nerveuse se plaignant de maux divers qu'elle a soignés par des pilules d'éther, de l'eau minérale et autres drogues. On note aussi quelques nerveux dans sa famille.

Elle aurait eu quelque temps avant le commencement de son délire, un état infectieux caractérisé par la courbature, une faiblesse génitale, de la diarrhée, une perte sensible de l'apétit et une soif intense. Peut-être, est ce une simple grippe, c'est même probable, peut-être une fièvre typhoïde, ce que nous ne pensons pas, car la malade n'a eu ni taches rosées, ni rate hypertrophiée, la fosse iliaque droite gargouillait un peu, mais la malade était sujette à la diarrhée.

Dans tous les cas, elle avait un mauvais état de ses voies digestives et de la température. C'est alors qu'elle s'est mise à délirer.

Elle est entrée à l'asile avec une température de 39 degrés. Elle présentait des signes de confusion mentale hallucinatoire.

On lui a donné un traitement convenable, et en sept jours sa température avait disparu. En même temps, l'état mental s'était sensiblement amélioré.

C'est alors que la malade s'est de nouveau agitée, et on a noté que la température était montée à 38°7. La température s'est maintenue pendant quelques jours au-dessus de 38, et le délire est resté le même; puis l'état fébrile a disparu et l'état mental s'est amélioré, et la malade est revenue à son état normal.

Dans cette observation, le délire et la température ont donc suivi la même marche; il y a eu une rechute au point de vue fièvre; on a noté une rechute au point de vue délire.

OBSERVATION IV

(Service de **M.** le professeur Pierret.)

Etat infectieux mal déterminé, probablement fièvre typhoïde. — Confusion mentale. — Abaissement de température; amélioration de l'état mental; nouvelle poussée thermique: nouvelle agitation.

X..., tailleuse, vingt et un ans. Entre le 19 avril 1893 à l'asile de Bron, sort le 3 juillet 1893.

Pas d'aliéné ni de nerveux dans sa famille,

Rien à signaler dans ses antécédents personnels.

Huit jours avant son entrée, la malade a eu une frayeur violente ; elle aurait été poursuivie par un jeune homme.

Arrivée chez elle, elle s'est alitée, s'est plaint de céphalée, de troubles gastro-intestinaux, et le médecin appelé aurait parlé d'une fièvre typhoïde.

Etat actuel (20 avril 1893). — La malade, depuis son entrée, a été dans un état d'agitation extrême; elle s'est débattue et a crié toute la nuit.

On note de l'incohérence des idées, des contractions bizarres des muscles du visage, de la dilatation pupillaire.

Cœur : Pas de souffle. Pouls rapide, 120, dicrote. Température 39°4.

Poumons : Un peu de matité dans la région sus et sous-épineuse; un peu d'obscurité de la respiration.

Tube digestif : Langue sèche saburrale; la malade n'a bu qu'un peu de lait depuis son entrée.

L'estomac n'est pas dilaté, le ventre pas ballonné et ne présente pas de points douloureux à la pression.

On note du gargouillement dans les deux fosses iliaques.

Foie un peu gros ; quelques taches rosées douteuses; un peu de matité splénique.

21 avril. — La malade est dans un état ataxo-adynamique assez marqué ; elle est incohérente.

La langue est sèche, rôtie, les dents sont recouvertes de fuliginosités. Les pupilles égales réagissent bien à la lumière. Pas de taches rosées. Gargouillement dans les deux fosses iliaques.

La malade n'a pas eu de selles depuis son entrée.

Urines : Ni sucre, ni albumine.

Température, 38°2 le matin; 38 degrés le soir.

Traitement : Scammonée 1 gramme; on a trois selles; antipyrine 2 grammes par jour. Lotions.

25 avril. — La malade est dans le même état; la température oscille entre 38 et 39 degrés. On donne régulièrement des lavements glycérinés.

30 avril. — Depuis hier, la malade a une température au dessous de 38 degrés. L'état mental est un peu amélioré; la malade crie moins la nuit.

2 mai. — Plus de température; amélioration s'accentue; on supprime antipyrine et on baigne la malade.

7 mai. — La malade a eu une poussée thermique, liée probablement à une intoxication secondaire, car elle était constipée et urinait insuffisamment. On donne un lavement huileux.

La malade s'est remise à crier la nuit et est très agitée; elle profère des paroles incohérentes.

8 mai. — La température s'est abaissée à 38°5 ce matin. Le soir, elle n'est plus que de 38.

12 mai. — La température est revenue à la normale, 37°4. La malade va un peu mieux, elle crie moins et est moins incohérente. On la baigne; un bain tiède de trente minutes par jour.

20 mai. — Amélioration s'accentue; la malade supporte très bien les bains; elle prend de l'appétit.

5 juin. — La malade est très calme, répond bien aux questions qu'on lui pose et donne les renseignements qu'on lui demande. Elle dit avoir eu la grippe avant son entrée à l'asile, s'être alitée à ce moment et avoir fait appeler un médecin qui lui aurait coupé les cheveux. Depuis ce moment, la malade ne se souvient plus de rien.

La malade est en pleine convalescence.

On note de chaque côté sur les ongles du pouce un sillon dans la région médiane de l'ongle, sillon assez accentué.

3 juillet: La malade sort guérie.

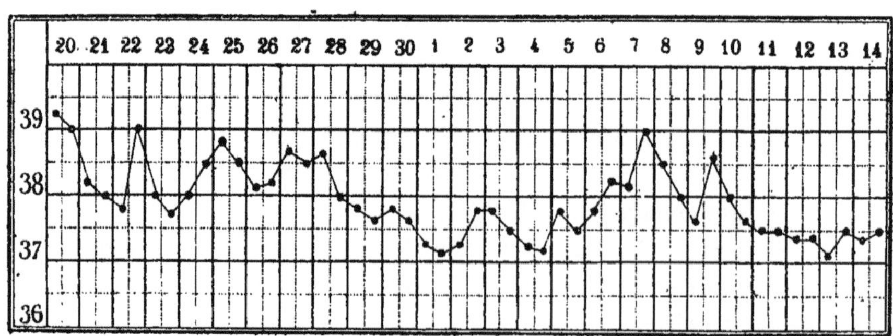

Dans cette observation, le délire a suivi à peu près la même marche que la température.

La température s'abaisse, l'état mental s'améliore, la température monte, le délire reparaît et la malade est très agitée. Cependant, l'agitation ne cesse pas avec la température.

Chez cette malade, nous avons eu un état infectieux mal déterminé, une fièvre typhoïde fort probablement.

Observation V (personnelle).

(Service de M. Bondet. Observation prise avec la collabo-
ration de M. Piery, interne des hôpitaux.)

Pneumonie.— Délire d'indignité. — Illusions.— Perversion des sentiments affectifs.— La température qui était de 39 au moment du délire, s'est abaissée brusquement; la ma-lade a continué à délirer. — Guérison en quinze jours.

X..., trente-trois ans, ménagère, entrée à l'Hôtel-Dieu, le 8 mars, sortie le 2 avril 1899.

Antécédents héréditaires. — Père mort hydropique; mère bien portante; un frère et une sœur en bonne santé; six frères ou sœurs morts en bas âge; un frère interné à l'asile de Bron.

Antécédents personnels. — La malade a été réglée régulière-ment à quinze ans. Elle a eu avant son mariage un enfant qui est bien portant. Pas de fausse couche.

A seize ans, la malade eut un point de côté avec de la toux, phé-nomènes qui l'obligèrent à s'aliter pendant trois semaines

Ses règles furent alors interrompues pendant six mois. Pas d'autre maladie antérieure. Pas de syphilis ni d'alcoolisme. La malade est nerveuse et s'emporte très facilement.

L'affection a débuté il y a sept jours, dans la nuit du 2 au 3 mars.

,La malade eut à ce moment de violents frissons et éprouva une sensation de froid. Le lendemain, elle dut rester au lit et se plaignit d'une violente céphalée. Elle toussait fréquemment et vomissait.

La nuit suivante, nouveaux frissons, larmoiement et sécrétions nasales abondantes.

Le lendemain matin 5 mars, épistaxis et apparition de vésicules d'herpès au niveau de la lèvre supérieure et à l'entrée des narines.

Dans la soirée, apparition d'un point de côté à droite, point qui a persisté pendant quatre jours.

Les lundi, mardi et mercredi, la toux augmente beaucoup d'intensité, en même temps que la dyspnée devient de plus en plus vive.

Dans la nuit qui a précédé son entrée à l'Hôtel-Dieu, six jours après le début de son affection, la malade eut des cauchemars. Elle voyait des animaux, des magasins, puis des hommes qui cherchaient à l'étrangler. Elle fit quelques invocations religieuses, appela Dieu et vit une clarté dans laquelle elle reconnut son oncle à qui elle parla et qui lui demanda une messe. Ensuite, elle s'endormit ; elle avait une soif ardente et constamment elle demandait à boire.

Actuellement, l'état général est médiocre ; la malade est prostrée ; elle est faible et présente des sueurs au moindre mouvement qu'elle fait.

La dyspnée est assez marquée : 32 respirations à la minute.

Le point de côté n'existe plus ce matin. L'expectoration est de teinte ambrée plutôt que rouillée, gommeuse, très adhérente. La toux est assez fréquente.

Au poumon droit :

En arrière, matité remontant jusqu'à trois travers de doigt au-dessous de l'apophyse transverse de l'omoplate.

Vibrations exagérées au niveau de la région moyenne ; abolies à l'extrême base où l'on constate, en outre, un ballottement douteux.

A l'auscultation, sur toute la hauteur, double souffle inspiratoire et expiratoire très intense, à maximum dans la région moyenne du poumon.

On entend également sur toute la hauteur du poumon droit de nombreux râles sous-crépitants à timbre humide.

On note, en outre, de l'égophonie plus prononcée à la base et de la pectoriloquie aphone.

En avant, vibrations un peu exagérées ; on perçoit encore le souffle propagé.

Au poumon gauche, en arrière, quelques râles de bronchite disséminés.

Foie, normal.

Cœur : battements rapides ; le premier bruit est atténué.

Poul rapide : 132, petit, misérable.

Sur la lèvre supérieure et au niveau de l'orifice d'entrée des fosses nasales, nombreuses croûtelles, cicatrices de la poussée d'herpès antérieure.

Urines : ni sucre, ni albumine.

11 mars. — Hier, la malade a eu une expectoration purulente et, cette nuit, elle s'est mise à délirer ; elle est encore bien agitée ce matin. Température 39 degrés. Les signes pulmonaires sont les mêmes. La malade a uriné dans son lit.

12 mars. — La malade a encore déliré cette nuit ; la température est tombée, ce matin, à 37°5.

13 mars. — Le délire persiste. A la région moyenne du poumon droit, on note un souffle cavitaire.

21 mars. — Depuis le 11 mars, la malade est agitée. Au début, elle délirait seulement la nuit ; mais, depuis cinq ou six jours, l'agitation s'est manifestée aussi bien le jour que la nuit ; la malade poussait des cris qui ont nécessité son isolement. C'est alors que nous l'examinons.

Au moment où l'on entre dans la salle où elle est, la malade est assez calme. Elle a une physionomie triste et, à la demande de ce qui a provoqué cette tristesse, elle raconte qu'elle a commis une grosse faute dans sa vie et qu'elle est en train de l'expier. Elle dit avoir eu un amant avant de se marier et un enfant de sa liaison ; cet enfant serait mort à sept mois. Elle semble beaucoup regretter cette mort et se l'attribue en grande partie : « Si je l'avais gardé avec moi, certainement il ne serait pas mort », s'écrie-t-elle. Elle raconte avoir avoué sa faute à son mari. Elle parle également d'une sœur qui lui reprochait constamment sa faute de jeune fille.

Elle se plaint de son mari qui se laisserait détourner d'elle par un de ses camarades. Au début de son mariage, il n'apportait pas tout l'argent qu'il gagnait, mais le dépensait avec une maîtresse.

En recontant ses peines, elle a grande envie de pleurer.

Si l'on cherche à lui donner des idées gaies, on y réussit pleinement. Elle rit, chante, donne des noms aux personnes qui passent dans le corridor.

Elle prétend bien reconnaître la sœur mère qui, d'après elle, lui aurait fait la classe dans son enfancee.

Elle me donne un nom et commence à me tutoyer et à me parler patois.

En somme, on note chez cette malade :

Du délire d'indignité lorsqu'on l'interroge sur les ennuis qu'elle a eus.

Puis tout à coup, si l'on change le cours de ses idées, une gaieté exagérée succède à sa tristesse et elle a des illusions très nettes.

On ne note pas d'hallucinations, pas de troubles de la mémoire; mais il semble que la malade ait un peu de perversion des sentiments affectifs.

On trouve également un peu d'exagération des réflexes rotuliens et une constipation assez opiniâtre.

Pas de température.

23 mars. — La malade est moins agitée.

Illusions peut-être un peu moins accentuées ; elle ne donne plus de noms aux personnes qui l'approchent, bien qu'elle prétende les connaître et qu'elle les tutoie toujours.

Température autour de 37 degrés.

La malade est gaie ; elle réclame sa sortie. Elle se souvient bien du jour et même de l'heure à laquelle on lui a rendu visite.

25 mars. — Amélioration sensible.

La malade n'a plus d'illusions ; elle comprend très bien la plaisanterie et réclame sa sortie.

On lui faisait des injections de morphine depuis le début de son délire ; à ma demande, on les supprime sans que la malade en soit plus agitée.

On note toujours un peu de constipation.

28 mars. — Respiration normale ; plus de râles.

Amélioration va en s'accentuant. La malade est cependant un peu exaltée ; elle parle avec volubilité. Elle se rend compte de son état et dort bien la nuit.

La constipation a disparu.

La malade se lève et rend quelques services.

2 avril 1899. — La malade sort guérie.

A la naissance de l'ongle du pouce de chaque main, on note un petit sillon.

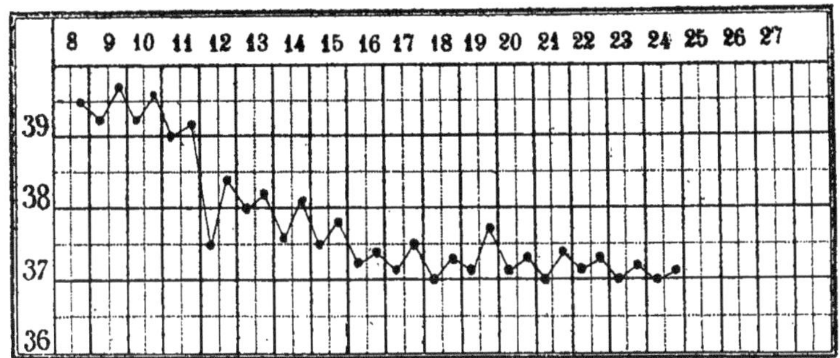

Cette malade, un peu nerveuse, ayant eu un frère enfermé dans une asile, peut évidemment passer pour prédisposée.

Elle a déliré six jours après le début de sa pneumonie. Ce délire disparaît pendant trois jours. et peut être mis sur le compte de l'état fébrile que présentait la malade.

Mais trois jours après, la malade a brusquement un accès d'agitation, et sa température s'abaisse à 37°5.

Elle poussait des cris, chantait, puis ensuite avait un accès de tristesse, un véritable délire d'indignité. Brusquement ensuite, elle se remettait à chanter et à dire des drôleries.

Elle a également des hallucinations de la vue et de la perversion des sentiments affectifs.

Pendant tout son délire, sa température dépasse à peine 38 degrés de temps en temps encore ; on ne peut pas dire dans ce cas que le délire marche avec la température.

En quinze jours, la malade est guérie et sort de l'hôpital.

OBSERVATION VI (personnelle).

(Service de M. le professeur Pierret).

Grippe. — Léger fond d'hystérie. — Confusion mentale avec hallucinations de l'ouïe et de la vue. — Température: 38°8 à son entrée, disparaît en six jours. — Le délire persiste pendant douze jours après la chute ae la température.

X...., trente et un ans, bonne, entrée le 22 novembre 1898, sortie le 21 février 1899.

Antécédents héréditaires. — Le père de la malade est bien portant; il a soixante-treize ans. Sa mère a soixante-neuf ans; elle se]'plaint depuis une dizaine d'années de maux d'estomac, de coliques. Son intelligence est peu développée, elle est un peu nerveuse.

La malade a eu sept frères ou sœurs : l'un est mort en naissant, trois sont morts dans la première année, le premier de convulsions à trois mois, le second d'une fluxion de poitrine, le troisième de maladie inconnue.

Deux frères de la malade jouissent d'une bonne santé; l'aîné a, de temps en temps, des idées bizarres; il chante au milieu de la nuit et est toujours content.

La malade a encore une sœur de vingt-quatre ans, qui est bien portante.

Antécédents personnels. — La malade est née à terme, dans de bonnes conditions.

Elle n'a pas fait de maladies pendant son enfance; elle n'a jamais eu de convulsions.

Elle a été réglée à dix-huit ans, régulièrement.

Elle n'a jamais eu de crises d'hystérie.

A l'âge de vingt-deux ans, la malade ayant pris froid, est restée sept mois sans être réglée, et n'en a pas souffert.

L'hiver, la malade tousse quelquefois, mais ne s'alite pas.

Faits qui ont précédé et motivé son internement. — Au commencement d'octobre 1898, la malade devait se marier; mais sa future belle-mère, à qui elle ne plaisait pas, paraît-il, s'opposa au mariage. La malade fut chagrinée de ce contre-temps; constamment elle songeait à son futur; elle ne dormait pas, était agacée par le fait le plus insignifiant.

Son appétit diminua sensiblement, ses selles devinrent irrégulières, et ses règles moins abondantes. Sur ces entrefaites, sa sœur vint lui rendre visite et essaya de lui remonter le moral. La malade accompagna sa sœur à la gare; en revenant elle se sentit fatiguée : « J'avais les membres rompus. » Elle se plaignait de courbature générale, de céphalée et de soif intense.

Elle continua son serviee de bonne pendant deux ou trois jours ; elle était très surexcitée, avait peur de ne pas arriver à faire son travail. Ses patrons remarquèrent qu'elle faisait un service inaccoutumé, voulant tout nettoyer. Pensant avoir trouvé la servante idéale, ils se félicitaient fort de ce changement. Cependant, leur bonne semblait bizarre; elle avait le regard drôle, la face congestionnée; sa patronne s'aperçut qu'elle ne prenait pas d'aliments.

C'est alors qu'elle s'est mise à délirer et qu'on l'amène à l'asile. Pendant le parcours de Lyon à l'asile, elle cherchait à mordre ses gardiens; elle pensait qu'ils la menaient à une visite médicale.

A son entrée, on trouve :

Tube digestif : Langue sale, blanc jaunâtre, bouche sèche, amère, appétit diminué. On note un peu d'ectasie gastrique et une constipation assez opiniâtre. Pas de taches rosées. Foie et rate normaux.

Sérodiagnostic négatif. — *Au cœur* : rien de particulier. Le pouls est bon, bat à 90. Température, 38°8.

Aux poumons : toux légère ; pas de signes d'auscultation.

Organes génito-urinaires : La malade a ses règles. Les urines sont peu abondantes ; elles ne contiennent ni sucre, ni albumine.

Système nerveux : Pas de troubles de la marche ou de la station ; la force musculaire est conservée. On note un peu de tremblement des mains et des paupières ; les réflexes rotuliens sont un peu exagérés.

Au point de vue sensitif : hyperesthésie généralisée, anesthésie cornéenne des deux côtés, anesthésie pharyngienne et ovarie. Les organes des sens semblent normaux.

Examen mental. — La malade est très agitée ; elle parle constamment et avec une grande profusion de termes, donnant suite à ses idées délirantes sans faire attention à ce qu'on lui dit. Elle change constamment de sujet ; elle a des hallucinations de l'ouïe et de la vue. Elle accuse les infirmières de vouloir lui enlever son fiancé. De temps en temps, elle pousse des éclats de rire et chante en s'asseyant sur son lit ; elle essaie aussi de mordre ses gardiennes.

25 novembre. — La malade est dans le même état. Elle a eu 39°3 de température hier soir, a été plus agitée qu'à son entrée. Elle a chanté et crié toute la soirée. Elle va à la selle par des purgatifs et des lavements glycérinés. Le traitement consiste en une potion avec 3 grammes de benzo-naphtol, 3 grammes de salicylate de magnésie et quelques lotions froides.

28 novembre. — Même état mental. Il est impossible de fixer l'attention de la malade et de lui faire donner une réponse sensée. Elle éclate de rire si on l'interroge pendant un moment.

La température, qui a été encore de 38°4 hier soir, tombe ce matin à 37°6.

Depuis deux jours la malade va à la selle sans lavements.

3 décembre. — Depuis cinq jours la malade n'a plus de fièvre ; elle est un peu moins agitée. On supprime le benzo-naphtol et le salicylate de magnésie.

12 décembre. — On ne note plus de fièvre. La malade s'alimente mieux ; elle ne maigrit plus et ne délire pas autant bien que de temps en temps elle rie sans savoir pourquoi et profère des paroles sans suite.

On la laisse lever, et on ne prend plus sa température. On lui donne de la liqueur de Fowler et du vin de quina et de malaga.

20 décembre. — La malade va de mieux en mieux ; elle ne délire plus. On la met dans une division de malades calmes.

6 janvier 1899. — L'amélioration n'a fait que s'accentuer. La malade ne délire plus du tout. Elle raconte très bien ce qui s'est passé avant son internement, les ennuis qu'elle a eus. Elle ne se souvient pas du tout de ce qu'elle a fait et dit pendant son délire.

A l'examen physique, on trouve un tube digestif, un cœur et des poumons normaux ; les membres sont un peu raides ; les réflexes rotuliens légèrement exagérés. On ne trouve pas de stigmates d'hystérie. On note sur les pouces de chaque main deux sillons dans la partie postérieure de l'ongle. Ces sillons sont très nets et se sentent au doigt. Ils se sont developpés petit à petit.

31 janvier. — La malade engraisse ; elle rend des services dans sa division. Les sillons unguéaux sont bien plus nets qu'il y a trois semaines. La malade réclame son départ,

21 février. — Malade sort guérie.

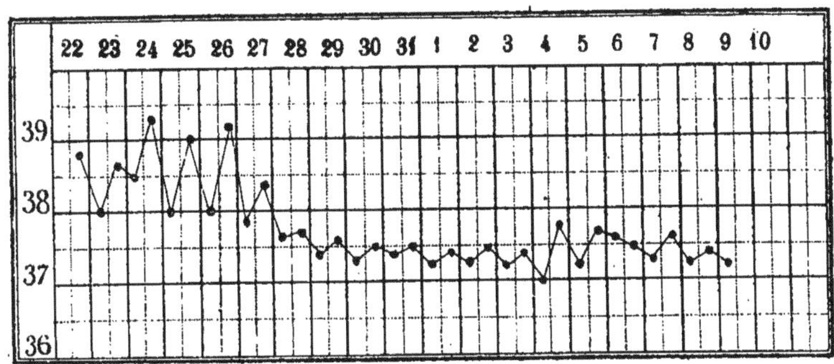

Cette malade a quelques antécédents : un frère mort de convulsions, un autre frère faible d'esprit, et elle-même a quelques stigmates d'hystérie. Elle a eu des ennuis par suite d'un mariage entravé, puis un état grippal caractérisé par de la céphalée, de la courbature générale et de la fièvre.

Elle entre à l'asile avec un état de confusion mentale hallucinatoire et une température de 38º8. En six jours la température disparaît, l'état mental s'améliore bien un peu, mais ce n'est qu'une douzaine de jours après la chute de la température que l'amélioration est bien sensible. Un mois plus tard la malade est complètement rétablie.

Observation personnelle.

(Service de M. le professeur Pierret).

Accouchement ; infection — délire caractérisé par de la confusion mentale évoluant sur un fond érotique. — La température est de 38º5 à l'entrée ; elle disparaît au bout de quelques jours ; le délire ne cesse qu'après quarante jours de traitement.

X..., domestique, 19 ans ; entrée le 4 mars 1898 ; sortie le 20 décembre 1898.

Pas d'antécédents héréditaires. Pas de maladie grave antérieure.

La malade vient de la Charité où elle a accouché il y a quinze jours. L'accouchement a été normal.

La malade s'est infectée et a eu de la température ; c'est alors qu'elle s'est mise à délirer et qu'on l'envoie à l'asile de Bron.

Examen à son entrée. — Difficile, malade ne se prêtant pas à l'examen.

Tube digestif : Langue sale ; bouche semble sèche ; pas de dilatation de l'estomac; constipation ; foie un peu hypertrophié ; pas de rate.

Cœur : Bruits bien frappés. Pas de souffle. Pouls régulier, un peu rapide à 100. Température, 38°5.

Poumons : Rien à signaler.

Urines : Ni sucre, ni albumine.

Organes génitaux. — La malade a des pertes un peu jaunâtres.

Au toucher on sent le col excessivement mou ; les culs-de-sac sont effacés. L'utérus semble être revenu sur lui-même; il est un peu gros. Au spéculum, on note une congestion intense de toutes les parties. L'orifice du col a la forme d'une fente irrégulière sur laquelle on voit un peu de pus.

La pression abdominale n'est pas douloureuse.

Les seins sont volumineux, renferment du lait.

Système nerveux. — Réflexes rotuliens légèrement exagérés. Un peu d'hyperesthésie généralisée. Pas de troubles pupillaires.

Etat mental. — A son arrivée et pendant toute la nuit la malade a été très agitée. Elle chantait et pleurait tour à tour, et tenait des propos incohérents.

Le lendemain, jour où on l'examine, elle est plus calme. Elle raconte qu'on l'endormait pour la tenter, nous accuse, nous reconnaît même pour ses séducteurs.

Elle se souvient bien être allée à la Charité où elle a accouché d'une fille; on l'a endormie, on lui mettait des cochons dans le ventre et des oiseaux pour les couver. Elle a parfois de l'incohérence complète des idées, incohérence qui évolue sur un léger fond d'érotisme.

Traitement : Trois lavages vaginaux par jour; sulfate de quinine 1 gramme; lavements glycérinés.

10 mars. — Malade toujours très agitée ; sa température se maintient toujours autour de 38 degrés. Elle est incohérente; à certains moments parle avec beaucoup d'exubérance en changeant de sujet à chaque instant. Elle pleure puis rit un moment après. Les pertes semblent abondantes ; on continue les lavages vaginaux, la quinine, et on lui donne des lavements glycérinés de temps en temps quand la malade ne va pas à la selle.

21 mars. — Malade toujours très agitée. Depuis le 14, la température est tombée au-dessous de 38 degrés et se maintient autour de 37°5.

18 mars. — On a supprimé le sulfate de quinine. Depuis le 19, la malade a ses règles et, à cette occasion, elle semble un peu plus agitée.

26 mars. — La malade a gardé ses règles pendant quatre jours. Depuis, les pertes blanches sont bien moins abondantes. On continue cependant les lavages vaginaux qu'on avait suspendus pendant la menstruation.

La malade est toujours bien incohérente.

La température oscille autour de 37°5.

15 avril. — Un peu d'amélioration. La malade n'a plus eu de poussée de température, plus d'écoulement vaginal. Elle est moins agitée, répond mieux aux questions qu'on lui pose ; quoiqu'elle soit encore bien excitable. Elle va à la selle à peu près régulièrement. On a supprimé les lavages vaginaux.

On note des sillons unguéaux bilatéraux.

30 avril. — Malade va mieux. Est encore un peu excitable.

15 juin. — Amélioration notable. Plus d'agitation du tout. La malade dort bien et rend des services dans l'asile. Elle pourrait sortir. Les sillons unguéaux se sont accentués.

29 juillet. — Malade est guérie. On lui fait un certificat comme quoi elle peut sortir.

Elle s'en va le 15 décembre guérie. On l'a gardée jusqu'à cette époque parce qu'elle rendait des services à l'asile et que personne ne la réclamait.

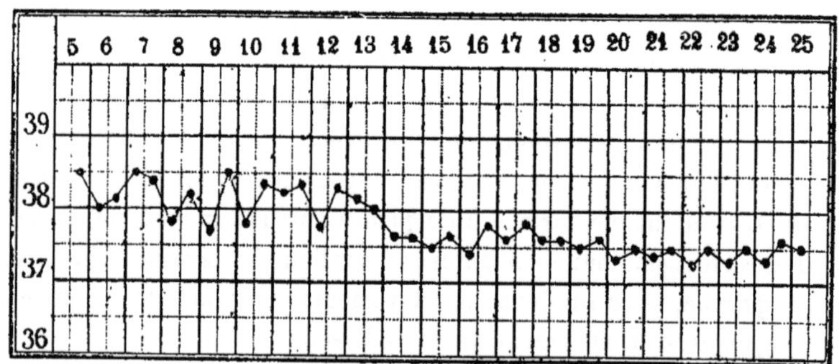

L'histoire de cette malade est très nette. Pas d'antécédents.

Accouchement, infection, puis délire caractérisé par de la confusion mentale évoluant sur un fond érotique.

La température ne dure que quelques jours ; le délire, au contraire, ne disparaît qu'après quarante jours de traitement.

On trouve chez cette malade des sillons bilatéraux très nets.

OBSERVATION VIII (Service de M. Pierret).

(Due à l'obligeance de mon collègue le Dr Maurice).

Fièvre typhoïde. — Séro-diagnostic positif. — Confusion mentale avec agitation. — Amélioration par injections de sérum caféiné. — Rechute.— Passage à l'état chronique.

V..., domestique, vingt-huit ans.

Antécédents héréditaires. — La mère de la malade aurait été enfermée pendant trois mois dans un asile. Père bien portant. Rien à signaler chez les collatéraux.

Antécédents personnels. — Bonne santé pendant sa jeunesse. Elle a eu un enfant.

Quelques jours avant son entrée, elle aurait eu mal à la tête, était constipée et se serait couchée. Cet état a duré pendant plusieurs jours à la suite desquels elle s'est mise à délirer.

Elle aurait eu quelques ennuis avec un jeune homme qu'elle devait épouser.

Examen de la malade à son entrée :

Cœur. — La pointe est perçue à la palpation sur une grande étendue ; le choc est mal frappé et donne sous la main la sensation de frémissement.

A l'auscultation le premier bruit est sourd, prolongé ; le second est également peu distinct.

Pouls petit, 108.

Poumons. — Rien à signaler.

Tube digestif. — Langue sèche, grillée, fendillée ; haleine fétide. Le ventre est rétracté et douloureux à la pression ; la malade est constipée. Estomac et foie normaux. Rate un peu grosse. Pas de taches rosées.

Organes génitaux. — Un peu de rétroversion de l'utérus.

Urines. — Claires, assez abondantes ; ni sucre, ni albumine.

Système nerveux. — Réflexes un peu exagérés, pupilles égales. Pas de troubles de la sensibilité.

Etat mental. — La malade est très agitée et méchante.

Elle crache à la figure de ceux qui l'interrogent ou les frappe. Elle se débat et on ne peut l'empêcher d'entrer dans le lit d'une autre agitée sa voisine, c'est à cette dernière condition seulement que l'une et l'autre restent calmes.

La malade parle beaucoup ; son regard et sa mimique expriment un état de rêve à fond religieux et social. On croit comprendre qu'il s'agit d'un mariage manqué. Le prétendant était menuisier. La malade ne consentait à l'épouser qu'à la condition qu'il renoncerait à la religion protestante ou juive ; ce point n'est pas bien défini.

L'opposition était suscitée surtout par la mère de la malade qui disait du fiancé : « C'est un traître, un renégat », et la malade dans son délire et ses rêvasseries répète ces insultes en les accompagnant de gestes violents.

Etat général. — Mauvais, la malade a de la température, 39 degrés, la peau est sèche ; la paume de la main a un reflet jaunâtre. On trouve de l'acné confluent au niveau du dos, de l'érythème au niveau des parties déclives soumises à des frottements.

Traitement. — Limonade Rogé, cachets de benzo-naphtol et de salicylate de magnésie.

10 janvier 1899. — Urines claires, légèrement albumineuses.

La température est irrégulière ; elle va de temps en temps à 40 degrés et descend ensuite à 38 degrés.

La malade a eu un léger écoulement menstruel qui a duré six heures environ, le 7 janvier.

On donne des lavements glycérinés à la malade qui est constipée,

13 janvier. — La malade est dans un état de collapsus ; elle boit difficilement. La température est tombée au-dessous de 38 degrés. Injection de 500 grammes de sérum caféinisé (0,75 de caféine) au niveau du sein droit.

14 janvier. — Pouls s'est relevé, la température également ; la malade a uriné davantage. Le refroidissement des extrémités est moins considérable. Injection de 1 litre de sérum avec caféine 1 gramme.

15 janvier. — Etat général meilleur. Le collapsus a disparu pour faire place à une agitation extrême. La malade est toujours méchante. Nouvelle injection de sérum 500 grammes avec caféine 0,75. On fait un massage de l'intestin pour vaincre la constipation.

16 janvier. — La malade porte, au niveau de l'omoplate droite, un anthrax. On le cautérise et on le panse.

17 janvier. — Agitation vive. Pouls fort et régulier à 90. Température monte le soir à 39°4. On met un suppositoire avec sulfate de quinine 1 gramme.

18 janvier. — Température retombe autour de 38 degrés. On donne des lavements froids à la malade qui est toujours très agitée.

19 janvier. — Injection 500 grammes de sérum caféinisé 0,75.

20 janvier. — Etat est le même. Malade toujours méchante, crache à la figure, cherche à mordre. Elle boit bien et facilement, surtout de l'eau d'Evian.

Injection de sérum 600 grammes, caféine 0,80.

21 janvier. — Sérum 500 grammes, caféine 0,75.

Malade toujours constipée, mais on ne sent plus de boudins fœcaux par la palpation abdominale. On donne toujours des lavements glycérinés. Elle expectore des mucosités épaisses, mais elle ne tousse pas, et l'auscultation ne révèle rien d'anormal.

Le cœur est bon ; le pouls perceptible, mais difficilement comptable, car la malade est très agitée.

22 janvier. — Même agitation. La malade refuse de répondre, même quand on lui parle de son fils qu'elle aimait beaucoup.

Pouls est à 96.

La température qui, les jours précédents, était descendue au-dessous de 38 degrés, est actuellement au-dessus.

28 janvier. — Réaction de Widal faite par M. Lyonnet est nettement positive.

La température a remonté et la malade a eu hier un 39 degrés.

On lui fait une injection de 500 grammes de sérum avec caféine 0,75.

30 janvier. — La malade a eu spontanément une selle sans effort. La température est descendue au-dessous de 38 degrés et s'y maintient.

L'agitation semble moins grande ou du moins se montre par intervalles.

1er février. — La malade va à la selle sans lavement.

3 février. — Plus de température. On continue les lavements glycérinés.

Le cœur est régulier, le pouls est petit.

L'état mental s'améliore, la malade n'est plus plongée dans cet état de confusion des premiers jours ; elle se comporte maintenant comme une maniaque et non comme une rêveuse.

L'état typhique a disparu. La malade présente à la naissance de l'ongle de chaque pouce un sillon.

6 février. — Même état maniaque.

Une selle spontanée.

On supprime les lavements froids qu'on lui a fait prendre pendant dix-huit jours.

10 février — La malade est levée ; on la met au régime commun ; elle n'en éprouve aucun malaise. Elle est toujours excitée, va et vient solitairement. Elle demande à sortir.

15 février. — La malade a un état général assez bon ; elle engraisse. Elle est très grossière.

21 février. — L'agitation persiste, mais la malade paraît plus calme ; elle participe aux corvées et se montre raisonnable.

4 mars. — Malade est toujours agitée ; les urines sont abondantes et ne renferment pas d'albumine.

On met la malade aux cellules du quartier général où elle prend de grands bains tièdes d'une heure.

18 mars. — Sous l'influence des grands bains qui ont duré une heure, puis une heure et demie, la malade est devenue plus calme, Elle demande à revoir sa famille, avec un peu de brusquerie encore, mais sur un ton moins impératif qu'autrefois.

Elle prend un air mélancolique en songeant à son enfant et à sa mère. Tout dans sa manière indique un retour à l'état normal.

25 mars. — Depuis hier, la malade s'est agitée ; elle crie et chante dans sa cellule. Elle parle de juifs, de francs-maçons ; elle ne veut pas qu'on la prenne pour Dreyfus. Elle parle d'assassins, de voleurs ; elle prétend que son enfant l'a protégée ; que sans lui elle aurait été assassinée.

25 avril. — Malade de plus en plus agitée ; crie presque toute la journée. Elle accuse tout le monde, les médecins, les infirmières de lui en vouloir et de lui faire beaucoup de mal. Elle vocifère des paroles grossières à l'adresse de ceux qui l'interrogent. Enfin, elle n'est pas améliorée et on doit la considérer comme passant à la chronicité.

Elle présente sur les ongles des deux pouces et même sur les ongles des autres doigts de nombreux sillons.

Cette malade est intéressante à plusieurs points de vue.

Son hérédité un peu chargée nous la fait mettre franchement à part. Elle a eu une fièvre typhoïde bien avérée et a déliré après que les symptômes typhiques ont eu un peu disparu. C'est bien à une fin de maladie infectieuse que nous avons affaire, à une « queue de maladie », comme le dit volontiers M. le professeur Pierret.

Cette observation nous montre que le pronostic n'est pas toujours favorable et que l'hérédité peut jouer un rôle dans cette question de pronostic.

Nous ne voulons pas dire par là que les héréditaires ne guérissent pas aussi bien que les autres, mais nous pen-

sons, comme le montre bien du reste la marche de l'affection de cette malade, que les héréditaires sont plus sujets
que d'autres aux rechutes. On peut considérer, chez notre
malade, que cette amélioration momentanée qui s'est
montrée après le traitement intensif à laquelle on l'a sou-
mise, a été suivie d'une rechute.

Actuellement elle est dans un état qui fait penser que
son délire devient chronique. On pourrait nous reprocher
de faire entrer dans notre travail l'observation d'un délire
infectieux plutôt que survenant au déclin d'une maladie
infectieuse.

Supposons que la malade n'ait pas été vue par le médecin au début de son affection; la marche de la température rentrerait dans nos formes précédentes.

Notons encore le résultat, momentané il est vrai, ob-
tenu avec les injections de sérum artificiel caféiné. La
malade tombe dans la stupeur, le sérum la stimule, relève
son état général.

Faisons enfin remarquer que cette malade, qui est
devenue une agitée chronique, a présenté des sillons unguéaux multiples.

CHAPITRE III

MARCHE — PRONOSTIC

Nous ne faisons pas un chapitre spécial pour le diagnostic
de ces délires survenant au déclin des maladies infectieuses ; en effet, ils se présentent sous des formes si différentes
et surviennent après des affections si diverses qu'il serait bien
difficile de faire en quelques mots un diagnostic clinique.

On peut dire que tout malade qui a eu une maladie infectieuse et qui a déliré après rentre dans nos cas. De là la
nécessité de bien examiner son malade, de prendre rigoureusement sa température, de chercher à avoir des renseignements précis sur le début du délire et les faits qui
l'ont précédé.

Le séro-diagnostic sera d'un précieux concours quand
on soupçonnera que le malade a eu une fièvre typhoïde.

Outre la marche de la température, il est quelques faits
intéressants à relever dans nos observations.

Les réflexes rotuliens ont toujours été trouvés exagérés ;
cette exagération est probablement l'indice d'une excitation cérébrale. Peut-être que ce signe, s'il était recherché
dans toutes les maladies infectieuses, pourrait, dans une
certaine mesure, faire prédire l'apparition du délire, car

il se peut qu'il existe chez ces malades avant le début de l'état délirant.

Nous avons encore signalé chez nos malades l'apparition de sillons unguéaux bilatéraux. Ces sillons, comme l'a fait remarquer Papillon [1], sont toujours consécutifs à un trouble organique. Ils sont plus ou moins bien marqués, selon que l'affection a été plus ou moins grave. Ils peuvent servir à un diagnostic rétrospectif et au pronostic, puisque leur succession ininterrompue indique qu'il n'y a pas d'amélioration effective. Voyons maintenant comment nous pouvons diviser ces délires survenant au déclin des maladies infectieuses en se basant sur leur marche.

Les uns, comme nous l'avons vu, guérissent au moment où la température disparaît ; ce sont même les plus fréquents.

Les seconds durent davantage. La température revient à la normale ; l'état mental s'améliore ou même reste stationnaire : ce n'est que huit, quinze jours, un mois après que le malade guérit.

Enfin, dans une troisième classe, nous mettons les malades qui délirent au déclin d'une maladie infectieuse et qui semblent s'améliorer, puis qui restent dans un état stationnaire, et enfin deviennent des chroniques.

D'après ces trois formes on se rend bien compte que le pronostic de ces délires est plutôt favorable. Les malades guérissent presque tous.

Ces délires sont plus fréquents qu'on ne le croit généralement, mais les renseignements manquent à l'entrée

---

[1] Papillon, *Sillons des ongles chez les aliénés*, Lyon, 1895.

des malades dans certains asiles, et le diagnostic ne se fait que plus tard, ou même ne se fait pas du tout.

Le mode de traitement a certainement une grosse importance dans le pronostic. Si vous laissez un malade qui est dans la stupeur livré à lui-même, il se peut fort bien qu'il ne guérisse pas et devienne un chronique. Le malade est intoxiqué, il faut faire disparaître les toxiques et même le faire rapidement.

Plus la maladie infectieuse a duré de temps, plus le cerveau a de peine à se désintoxiquer, aussi le délire dure plus de temps. Les délires consécutifs aux pneumonies et aux grippes, affections qui sont de peu de durée, guérissent plus rapidement que ceux qui se développent à la suite d'une fièvre typhoïde ou d'une fièvre puerpérale.

En somme, il faut retenir de ce chapitre que la plupart de ces délires survenant au déclin d'une maladie infectieuse guérissent rapidement.

CHAPITRE IV

TRAITEMENT

En soumettant à un traitement rationnel les malades présentant un délire au déclin d'une maladie infectieuse, on les guérit en général très rapidement et on peut, dans bien des cas, les empêcher de devenir des délirants chroniques.

Avant d'aborder le traitement, il est un point qui doit nous occuper, c'est celui de savoir si l'on doit oui ou non enfermer ces malades dans un asile ?

Nous combattons l'idée de l'internement. N'est-il pas en effet abominable d'enfermer dans un asile un sujet qui délirera pendant quelques jours, un mois au plus, et qui jamais dans sa vie ne représentera de troubles mentaux ?

Regardez les conséquences de cet internement pour l'avenir. Le pauvre diable sortira guéri de l'asile ; son patron ne voudra plus l'employer ; ses camarades s'éloigneront de lui. Il cherchera à gagner sa vie ; partout où son malheur sera connu, on lui fermera la porte ; on ne tient pas à faire travailler des fous.

Rejeté de tous côtés, souffrant de la faim, l'esprit torturé par les conséquences de l'injustice qu'on lui fait subir, l'ancien malade cherchera à se détruire, il boira, ou même deviendra un de ces bandits qui, la nuit, attendent les passants aux coins des rues.

Son séjour à l'asile pourra présenter d'autres inconvénients : dès qu'il ira mieux, s'il est en contact avec des aliénés, et que son esprit encore peu affermi se laisse frapper par cette vie commune, la guérison pourra être sensiblement retardée.

Mais alors, que faire de ces délirants, quand ils ne sont pas suffisament favorisés par la fortune pour se faire soigner chez eux.

Non content de demander comme M. Taty, un asile-hôpital où l'on ferait entrer directement les malades sans certificat, asile qui serait réservé aux folies aiguës, nous irons plus loin, et nous plaiderons en faveur de la création d'un service spécial à l'Hôtel-Dieu, service qui serait confié à un aliéniste-médecin.

Le service serait réservé à tous les malades qui délireraient au déclin d'une maladie infectieuse ou qui présenteraient avec des troubles mentaux de la température. Que d'erreurs de diagnostic on éviterait de cette façon et quel service ne rendrait-on pas à tous ces malades qu'un séjour à l'asile semble marquer comme les anciens condamnés à mort l'étaient par le fer du bourreau. Dans ce service les malades seraient examinés, suivis chaque jour, et si par hasard on s'apercevait que l'affection ne guérit pas et passe à la chronicité, il serait toujours temps d'envoyer ces malades dans un asile.

La création de ce service, sur laquelle nous ne saurions trop insister, rendrait de grands services à l'humanité. Qui peut, en effet, affirmer qu'il ne délirera pas durant sa vie ; la moindre infection peut, après un surmenage intellectuel, noùs mettre au même rang que les malheureux délirants dont nous nous occupons : témoin un avocat très distingué qui, dernièrement a déliré pendant quelques jours à la suite d'une grippe et qui a vu rapidement disparaître ses troubles mentaux.

La question de l'internement étant résolue, il s'agit de traiter ces délires.

Nous proposons deux sortes de traitement qui du reste se complètent : le traitement physique, et le traitement moral, ce dernier jouant un grand rôle dans la convalescence.

Les anciens auteurs recommandaient les dérivatifs pour faire disparaître la sérosité, d'où sangsues aux oreilles, ventouses à la nuque, pédiluves irritants et les révulsifs intestinaux.

Sauze combattait l'état saburral ordinaire par des purgations et donnait ensuite des toniques et des ferrugineux ; puis, quand le malade était suffisamment fort, il employait le séton et le vésicatoire à la nuque. Il donnait aussi de temps en temps des douches froides. Enfin il faisait surtout de la médecine symptomatique, s'efforçait de faire réapparaître les règles par des sangsues à la vulve et des bains de pied sinapisés ; il traitait l'embarras gastrique, la constipation et la diarrhée.

Nous conseillons avant tout un traitement pathogénique.

C'est contre l'infection que nous avons à lutter ; eh bien, il faut éliminer les toxiques.

Si nous avons affaire à un délire post-puerpéral, nous prescrirons des lavages vaginaux et utérins, cherchant à éliminer localement le plus de microbes et de sécrétions microbiennes.

Nous n'oublierons pas d'encourager les émonctoires ; d'où la nécessité de faire boire le malade, surtout du lait et des tisanes diurétiques.

Les bains rendront de grands services ; ils sont diurétiques et calmants et on peut les rendre stimulants en les additionnant de farine de moutarde. Le tube digestif devra être rigoureusement surveillé ; chaque jour le malade ira à la selle, soit de lui-même, soit par un lavement. Du reste les lavements froids pourront être employés en dehors de toute constipation ; en effet, ils sont diurétiques en même temps qu'antithermiques.

Les antiseptiques intestinaux rendront des services signalés ; parmi eux nous conseillons le salol, le benzo-naphtol et mieux le naphtol α et β .

Comme adjuvant, nous donnerons une bonne alimentation, consistant surtout en lait et œufs et le maintien des malades au lit. Le repos chez ces malades et surtout chez les confus présente un gros avantage ; il les empêche d'abord de s'épuiser et ensuite il leur fait croire qu'il sont réellement malades, et qu'on les soigne pour une maladie ordinaire.

Ce que nous venons de dire peut s'appliquer à tous les délires survenant au déclin des maladies infectieuses, mais certains présentent des caractères bien spéciaux, et on est alors obligé d'avoir recours à un traitement symptomatique.

Tel malade ne dort pas la nuit ; il crie, veut se jeter hors du lit ! Comment le calmer ? D'ordinaire le médecin, pour faire plaisir à la famille fera une injection de morphine.

Nous combattons cette méthode, car l'opium est un

trompe-l'œil ; il annihile les malades, il les constipe et les intoxique davantage encore. Contre l'insommie nous conseillerons les bains tièdes prolongés ; ils affaiblissent peut-être un peu le malade, mais ils n'augmentent pas la dépression intellectuelle, ils n'abîment pas l'estomac comme on pourrait le reprocher aux bromures alcalins et même au chloral.

Dans ces dernières années on a employé l'hyoscine et la duboisine, mais ces substances augmentent l'incohérence des idées.

Dans les cas de collapsus, dans la stupeur ou donnera de l'alcool sous toutes les formes et des toniques cardiaque. Une médication qui, dans ces cas, nous a donné de bons résultats ; c'est le sérum. Nous l'avons donné en lavements et en injections sous-cutanées.

Dans certains cas nous l'avons additionné de caféine, 1 gramme par litre à peu près.

Plusieurs malades arrivant à l'Asile très déprimés, la bouche garnie de fuliginosités, le pouls petit, ayant refusé toute alimentation depuis plusieurs jours, ont été améliorés en quelques jours par des injections de 500 grammes de sérum artificiel additionné de 50 centigrammes de caféine par jour.

Dès que le malade entrera en convalescence, le massage pourra rendre quelques services en stimulant la nutrition des tissus. Il en est de même des douches qui doivent être très courtes.

On aura soin aussi d'occuper le malade, soit en lui faisant faire un travail manuel peu pénible, soit en l'obligeant à se promener.

Le traitement médicamenteux est en somme fort simple ;

il se résume en peu de mots : lutter contre l'infection et, dans ce but faire des lavages chez les puerpérales, éliminer les toxiques chez tous les délirants, soit par le rein, soit par le tube **digestif; enfin** tonifier l'organisme.

Le traitement **que nous avons indiqué** pour la convalescence a besoin d'un adjuvant, c'est le **traitement moral.** Il ne suffit pas de rétablir l'organisme, il faut encore mettre sur pied l'intelligence du malade.

Ce traitement moral a de tout temps préoccupé les aliénistes et nous ne pouvons mieux faire que de rappeler des règles formulées par Sauze.

« Si, dit Sauze, dans la période d'acuité, le traitement moral est impossible, il n'en est plus de même dans la période de déclin. Quand l'intelligence recommence à fonctionner, quand arrivent les rémissions, il faut activer sans relâche les opérations cérébrales ; il faut interroger les malades, fixer leur attention, insister quand leur réponse est, ou trop lente, ou peu précise.

On doit s'attacher à leur faire comprendre qu'ils sortent d'une maladie grave ; on les voit presque toujours être dans l'étonnement, ne pas se rendre compte des diverses circonstances de leur maladie, ni du changement qui s'est opéré en eux, comme un individu qui, perdant son sommeil, transporté dans des lieux inconnus, mettrait un certain temps à reprendre ses sens. Quelques-uns nous ont dit qu'il leur semblait sortir d'un long sommeil. A ces malades qui se réveillent, il faut expliquer tous les détails, les éclairer sur leur position, rappeler leur mémoire, leurs poser de petits problèmes et leur en demander plus tard la solution. Cet exercice intellectuel répété chaque jour sans interruption, en procédant des choses simples aux ques-

tions plus difficiles, ramène peu à peu toutes les facultés
à leur activité première : c'est comme un enfant dont l'intelligence se développe progressivement.

En même temps que, par la conversation, on force le
malade à mettre en jeu ses diverses facultés, il faut encore
le mettre au travail. Cet exercice salutaire achève de rétablir la santé physique, maintenant l'appétit et le sommeil;
il donne également à l'esprit une préoccupation qui produit
le meilleur effet. C'est en suivant cette méthode, en **ayant**
recours à ces divers moyens qu'on verra chaque jour
l'intelligence faire un progrès nouveau.

Les réponses, d'abord lentes, deviennent plus faciles; le
malade s'occupe avec plus d'intérêt de ce qui l'entoure ;
son attention se fixe plus souvent sur les objets qui sont à
sa portée. A mesure que l'attention est revenue, cette
faculté mère de toutes les autres facultés, comme le pro-
fessait Laromiguière, les autres facultés de l'entendement ne tardent pas à suivre la même voie de progrès.

Après avoir observé ce qui se passe autour de lui, le
malade compare entre eux ces divers objets qui ont fixé
son attention, il saisit leurs rapports, raisonne en un mot,
comme il le faisait auparavant. La mémoire, d'abord obscure
et infidèle, reprend toute sa puissance ; la volonté suit dans
sa marche les progrès de l'entendement, cette apathie,
cette inertie si complète finit peu à peu à disparaître. Les
malades ne se laissent plus pousser, ni conduire par le
premier venu; ils ont repris la conscience de leur moi. »

Cette nouvelle éducation sera toujours utile, quoique
cependant à des degrés divers. Certains de nos malades
en ont un grand besoin, pendant longtemps même. D'autres,
leur délire passé, n'ont eu ni amnésie, ni troubles intel-

lectuels sérieux, mais cependant, il se sentaient gênés, comme s'ils avaient fait une longue absence, pendant laquelle ils n'avaient été au courant de rien. Ils sont heureux qu'on leur parle, qu'on s'occupe d'eux, qu'on leur donne les renseignements qu'ils vous demandent parfois avec grande insistance.

Dans la clientèle, cet exercice moral est facile à faire; les parents s'en chargent et du reste, sont plus à même de le faire que le médecin; car ils connaissent ce qui intéresse le plus les malades, et ils ont soin de diriger leurs facultés de ce côté-là.

Mais comment voulez-vous que dans les asiles quelques rares infirmiers ou infirmières exécutent un traitement moral convenable. Ils n'ont, le plus souvent, aucune instruction et, dans tous les cas, ne trouvent pas bien agréable de causer avec un stupide.

Le médecin qui a sept ou huit cents malades à voir tous les jours, ne peut guère faire l'éducation de ces malades.

Au contraire, dans un service spécial, avec un personnel choisi, aidé par les étudiants qui retireraient un grand bénéfice en suivant ces malades, on obtiendrait des guérisons beaucoup plus rapides.

D'après cet exposé il est certain que dans l'avenir, lorsqu'on sera bien convaincu que les malades délirants au déclin d'une maladie infectieuse, ne sont pas des aliénés, ce service spécial que nous demandons ne sera regardé que comme un complément de l'instruction médicale des étudiants et, à ce titre, il sera créé,

CONCLUSIONS

I. Tout médecin, avant d'envoyer un malade dans un asile, doit prendre sa température. S'il a de l'hyperthermie, il doit bien se garder de lui signer un certificat d'internement, car la guérison peut être très rapide.

II. L'abaissement de la température et la guérison du délire marquant le déclin des maladies infectieuses, coïncident d'ordinaire, mais pas toujours.

III. Les réflexes rotuliens sont exagérés dans ces délires.

IV. Chez ces malades, on voit se développer sur les ongles des deux pouces des sillons qui peuvent aider au diagnostic et **au pronostic**.

V. Pour soigner les malades qui délirent après une maladie infectieuse, il serait bon de créer un service spécial dans les hôpitaux, service qui serait confié à un aliéniste médecin.

VI. Comme traitement, nous conseillons de combattre l'infection et les auto-intoxications.

Nous engageons en outre les médecins à instituer un traitement moral qui permettra aux malades de reprendre peu à peu leur vie ordinaire.

BIBLIOGRAPHIE

Aschaffenburg, Délires du début de la fièvre typhoïde (Arch. neurologie, 1896, 2ᵉ série, p. 149).

Audemard, Cérébro-typhus sans dothiénentéric (th. de Lyon, 1898).

Ballet et Faure, Anatomie pathologique de la psychose polynévritique et de certaines formes de confusion mentale (Presse médicale, 30 nov. 1893).

Baty Tuke, Congrès d'Edimbourg, 1898 (British. med. Journ.).

Charpy, th., Paris, 1873.

Chaslin, Confusion mentale, 1895.

Chéron, th., Paris, 1866.

Christian, Arch. gén. médecine, 1873, p. 257 et 421.

Devic et Roux, Troubles intellectuels consécutifs à la fièvre typhoïde (Province méd., 1897, p. 97-109).

Evrot, Délires liés à la puerpéralité (th., Lyon, 1895).

Faure, Contribution à l'étude de la folie chez les accouchées (th., Lyon, 1890).

Garcia Rijo, th., Paris, 1879.

Gorski (Mᵐᵉ), th., Paris, 1888.

Grasset, Délire transitoire dans la pneumonie (Leçons de clinique médicale, 1896).

Kirn, Communication sur les psychoses consécutives aux maladies infectieuses fébriles (Arch. neurólogie, 1883, t. VI, p. 428).

Kræpelin, Influence des maladies aiguës sur la genèse des maladies mentales (Arch. f. Psych. u. Nervenk., t. XI, 1880).

Leudet, Délire post-typhique (Annales médico-psych., p. 148, 1850).

Marie, Internement des aliénés (Congrès de Nancy, 1896).

Mayet, Diagnostic médical et séméiologie, t. I, p. 341.

Morel, Maladies mentales.

Muguier, th., Paris, 1865.

Pierret et Paret, Mélancolie avec stupeur, suite d'influenza (Lyon médical, 1892).

Pianetta, Contribution à l'étude de la folie puerpérale (Ann. di neurol., anno XIII, fasc. III, VI).

Rathery, Accidents de la convalescence (th. d'agrégation, 1875).

Roubinowitch et Toulouse, Mélancolie, p. 287.

Rousset, Délire aigu à forme typhoïde (th., Lyon, 1884).

Sauvet, Ann. méd. psych., 1845, t. VI, p. 223.

Seglas, Confusion mentale primitive (Presse méd., 17 mars 1897).

Taty, Division des établissements d'assistance aux aliénés en hôpitaux de maladies mentales aiguës et asiles de maladies mentales chroniques.

Thore fils, De la folie consécutive aux maladies aiguës, 1850.

Toulouse, Causes de la folie, p. 210, 214, 215 et 216, 1896.

— Psychoses post-influenziques et post-fébriles (Gaz. hôp. 1893, n° 61).

— Délire infectieux post-puerpéral (Tribune médicale, 1893 n° 35).

TABLE

Avant-Propos. 5

Chapitre premier. — Historique 9

Chapitre II. — Observations 15

Chapitre III.— Marche. Pronostic. 47

Chapitre IV. — Traitement. 50

Conclusions 58

Bibliographie. 61

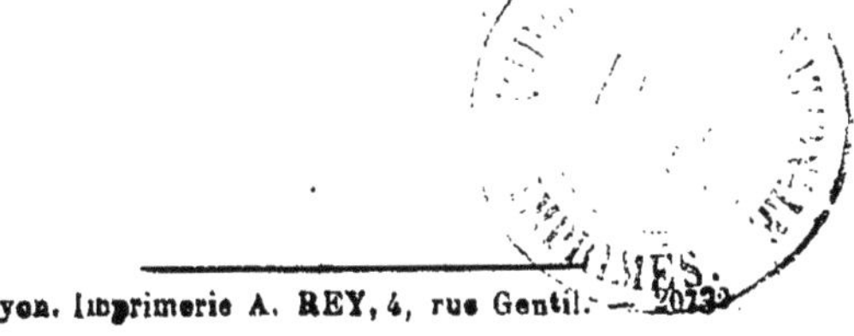

Lyon. Imprimerie A. REY, 4, rue Gentil. — 20739

9 782014 057362